MAL VERTÉBRAL DE POTT

SCOLIOSE

NOUVEAU TRAITEMENT ORTHOPÉDIQUE

PAR

Justin QUINTAA

DOCTEUR DE LA FACULTÉ DE PARIS

ÉLÈVE DU DOCTEUR CH. TAYLOR, DE NEW-YORK.

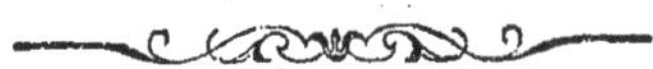

PARIS

ADRIEN DELAHAYE, LIBRAIRE-EDITEUR

PLACE DE L'ÉCOLE-DE-MÉDECINE

1869

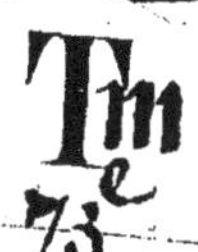

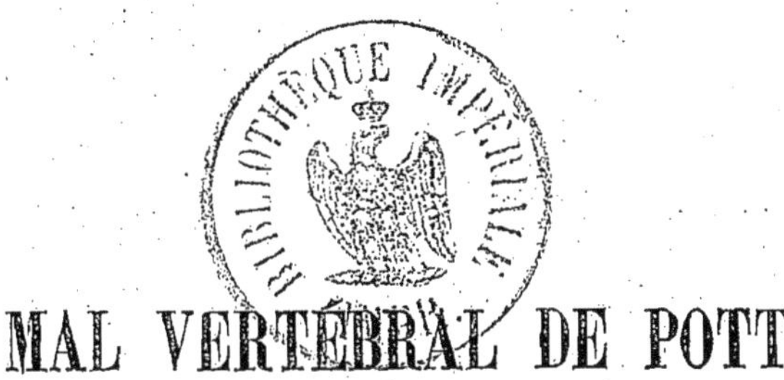

MAL VERTÉBRAL DE POTT

SCOLIOSE

NOUVEAU TRAITEMENT ORTHOPÉDIQUE.

MAL VERTÉBRAL DE POTT

SCOLIOSE

NOUVEAU TRAITEMENT ORTHOPÉDIQUE

PAR

JUSTIN QUINTAA

DOCTEUR DE LA FACULTÉ DE PARIS

ÉLÈVE DU DOCTEUR CH. TAYLOR, DE NEW-YORK.

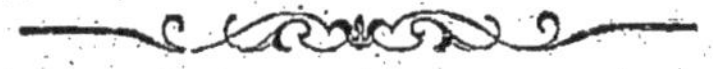

PARIS

ADRIEN DELAHAYE, LIBRAIRE-EDITEUR

PLACE DE L'ÉCOLE-DE-MÉDECINE

—

1870

PRÉFACE

Depuis un certain nombre d'années la science est devenue, pour ainsi dire, cosmopolite. Toutes les frontières et tous les préjugés se sont effacés devant un intérêt supérieur, qui se nomme le progrès. La chirurgie française, malgré les travaux accomplis par ses représentants les plus distingués, emprunte chaque jour aux savants étrangers le résultat de leurs observations et de leurs recherches. En ce qui concerne l'orthopédie, les Américains ont obtenu, sans contredit, des résultats qui dépassent tout ce que les chirurgiens de l'Europe ont jamais pu accomplir, surtout au point de vue pratique Pour le traitement du *mal de Pott* et de la *scoliose*, suis heureux de faire connaître au corps médical français certains systèmes qui, depuis plusieurs années, obtiennent, de l'autre côté de l'Atlantique, d'éclatants succès; ma pratique personnelle, qui est conforme aux mêmes principes, m'a permis d'en vérifier la grande valeur. Ces méthodes sont basées sur cette idée généralement très-juste, que plusieurs maladies chroniques de l'appareil loco-moteur proviennent d'une cause traumatique ou accidentelle, et que le meilleur moyen de les guérir consiste à remettre la nature dans les conditions requises pour effectuer son travail réparateur; c'est ce que les chirurgiens américains ont désigné sous le nom de *movement cure*.

Je dois particulièrement remercier mon maître et ami le D^r Ch. Taylor. chirurgien de l'hôpital Saint-Luc, à New-York, pour les nombreux documents et les observations qu'il m'a communiqués. Cet éminent praticien, assisté des Drs Vermilye, Metcalfe, Chrystie, etc., après avoir expérimenté avec succès les appareils inventés et perfectionnés par lui, fonda, il y a deux ans, à New-York, un dispensaire orthopédique, qui n'a cessé de prendre des développements considérables, et de conquérir de nombreux succès constatés dernièrement par le rapport annuel de cette institution devant les principaux membres du corps médical de New-York.

Le traitement des diverses maladies orthopédiques dirigé par le Dr Taylor, s'est montré d'une efficacité si incontestable, que le Congrès des États-Unis a rangé le nouveau dispensaire parmi les établissements d'utilité publique.

A mon tour, je m'estimerai très-heureux si je puis contribuer à généraliser dans notre pays une méthode véritablement remarquable, et imprimer à l'orthopédie française une nouvelle impulsion.

Dr J. QUINTAA.

MAL VERTÉBRAL DE POTT

CHAPITRE PREMIER.

Avant de décrire le traitement orthopédique du mal de Pott, il est nécessaire de donner quelques détails séméiologiques et pathologiques sur cette affection. J'aurai ainsi l'occasion de combler certaines lacunes et de fournir aux praticiens de nouveaux éléments de diagnostic. L'excellent ouvrage de M. Bouvier, sur les maladies de l'appareil locomoteur, me dispense de faire un traité didactique ; je me bornerai donc à exposer des notions tout à fait pratiques.

SYMPTOMATOLOGIE.

Les premiers symptômes du mal de Pott consistent dans des douleurs très-vives, dont le siége se trouve si près de la région épigastrique, que les chirurgiens américains les ont réunis sous le nom de *gastralgie*. Quoique cette dénomination ne soit pas entièrement exacte, elle est cependant très-expressive. Il s'agit de douleurs siégeant, dans la majorité des cas, à l'épigastre, moins souvent à l'ombilic ou entre ces deux régions et, dans le plus petit nombre des cas, à l'un des deux hypochondres. Elles sont spasmodiques et présentent de violents paroxysmes. Il est probable qu'elles proviennent des contractions des fibres musculaires de l'estomac et de l'intestin. Elles sont provoquées immédiatement par l'ingestion des aliments dans l'estomac, par la locomotion ou un choc sur le tronc. Elles apparaissent aussi sans aucune cause évidente; elles arrachent souvent au malade des cris perçants, commencent brusquement et se calment de même. C'est dans la nuit que ces douleurs se manifestent avec le plus d'intensité; les enfants se réveillent en sursaut en poussant des cris.

Ces douleurs sont presque invariablement le premier symptôme du début de l'inflammation du cartilage intervertébral ou du périoste, inflammation qui précède la carie du corps de la vertèbre. La science n'est pas encore assez avancée pour nous permettre de dire avec certitude quelle est la nature des altérations pathologiques qui se produisent. Mais, quelle que soit l'origine de la maladie, qu'elle résulte d'une cause traumatique ou d'un vice de constitution, les manifestations ne diffèrent pas;

on peut dire que cette gastralgie ou gastrodynie se montre 9 fois sur 10. Le siége de l'altération exerce, il est vrai, une influence qui modifie la localisation des symptômes. La partie moyenne de la région dorsale étant la plus communément atteinte, est, par là même, la plus propre à agir sur l'épigastre. Mais il n'y a aucun point exempt de douleurs. Ainsi, lorsque le mal de Pott siége dans la région cervicale, il n'est pas rare de constater une névralgie faciale ; on a vu même la conjonctivite résulter d'un mal de Pott cervical et coïncider avec un abcès rétro-pharyngien. La douleur ne prend pas son point de départ au siége de la maladie pour s'irradier vers la partie antérieure du corps ; mais elle commence dans ce dernier point.

La longueur du temps pendant lequel le malade souffre, avant que l'ulcération ait détruit assez de substance osseuse pour produire une difformité évidente, est très-variable. Mais, d'après des observations nombreuses, on peut l'évaluer à six mois, et quelquefois à un an. Ce phénomène est si constant que, sur 100 cas observés par le Dr Lee, il y en a à peine 6 qui ne l'ont pas présenté. Les chirurgiens qui ont étudié jusqu'ici le mal de Pott, gardent le silence le plus absolu sur ce fait si important. Quelques-uns d'entre eux, il est vrai, parlent de douleurs naissant à la colonne vertébrale et s'irradiant sur les côtés ; mais même, ces symptômes n'occupent pas la place importante qu'ils méritent au début de la maladie.

La plupart des médecins consultés, dans des cas de
ce genre, croient avoir affaire à des vers intesti-
naux, ou à une entérite, ou même à une gastrite
chronique. Mais l'inefficacité du traitement em-
ployé, la reproduction des mêmes symptômes, et
enfin l'apparition évidente de l'inflammation vertébrale démontrent complétement l'erreur du diagnostic. Une douleur ressentie au pénis attire l'attention du médecin, non pas sur cet organe, mais
bien sur le col de la vessie, véritable siége de l'irri-
tation. Le chirurgien qui, aujourd'hui, verrait un
malade se plaindre de douleurs constantes au genou, sans examiner attentivement l'état de la
hanche, devrait être sévèrement blâmé. De même
une gastralgie persistante, avec de fréquents paroxysmes, doit attirer notre attention sur la colonne vertébrale, comme le siége de l'inflammation. Au début de cette maladie, on ne doit pas
s'attendre à trouver une douleur quelconque le
long de la région dorsale. La pression exercée sur
les vertèbres supposées malades ne produit aucune
sensation douloureuse. Par conséquent, cette investigation locale et superficielle n'amènerait que
des résultats négatifs.

Mais il existe encore de précieux éléments de
diagnostic, fournis par l'attitude et la démarche du
malade. Il tient le tronc incliné en avant; s'il peut
marcher, il vient souvent s'appuyer sur le genou
de sa mère ou sur un objet quelconque, et il est
bien vite fatigué de la station verticale. Sa respira-

tion est courte, saccadée, souvent très-pénible et accompagnée d'une légère émission de voix pendant l'expiration. Il existe souvent une toux opiniâtre. On remarque plus souvent cette affection des muscles respirateurs quand la maladie siége dans la partie moyenne de la région dorsale. L'attitude et la démarche du malade ont, comme nous l'avons dit plus haut, une physionomie caractéristique. Il cherche à éviter toute secousse de la colonne vertébrale et les contractions des muscles du corps destinés à la soutenir. Pour cela, les pieds sont écartés, les talons tournés en dedans, les genoux et les hanches sont légèrement fléchis; les épaules sont élevées et déjetées en arrière; la tête est dans la même position ; l'occiput reposant quelquefois sur les vertèbres dorsales supérieures. Le malade se refuse à tourner la tête rapidement, surtout lorsque les vertèbres cervicales sont altérées, et il déplace tout le corps, lorsque son attention est attirée. Il évite de descendre d'un lieu élevé, il ne peut ni courir, ni sauter, et lorsqu'il veut se baisser, il fléchit les genoux sans incliner le dos. Dans la marche, il soulève à peine les pieds et semble glisser. En même temps que ces symptômes caractéristiques, qui font rarement défaut, on observe ordinairement le développement graduel de l'état cachectique, la pâleur, la maigreur, la flaccidité des muscles, la tuméfaction de l'abdomen, la perte ou la dépravation de l'appétit, et très-fréquemment la dyspepsie. Dans quelques cas rares, la paralysie des membres superieurs a été un des prodromes.

Avec un si nombreux cortége de symptômes, tous plus ou moins caractéristiques du mal de Pott, le diagnostic est assez certain pour que le médecin emploie immédiatement un traitement approprié. Il agira avec autant plus d'efficacité, que l'altération des vertèbres sera moins développée. En effet, lorsque le malade est abandonné à lui-même ou soumis uniquement à une médication interne, on reconnaît bientôt une légère déviation latérale du rachis. Il ne faut pas confondre cette déviation latérale avec celle produite par la scoliose ; dans cette dernière maladie, la courbure latérale s'étend insensiblement en forme de S, des vertèbres dorsales supérieures aux vertèbres lombaires, tandis que dans le mal de Pott, la déviation n'existe qu'au point correspondant au siége de l'inflammation ; les parties de la colonne vertébrale situées au-dessus et au-dessous de la déviation, n'ont pas changé de direction. Quelque temps après, on distingue la saillie d'une ou de plusieurs vertèbres ; plus tard, la marche devient plus pénible et plus incertaine. Les douleurs épigastriques ou abdominales s'exaspèrent, jusqu'à ce qu'enfin on voit apparaître la paraplégie à un degré plus ou moins avancé. Il y a souvent rétention d'urine et contispation opiniâtre. La moindre excitation produit des contractions spasmodiques des muscles de la jambe. Le pouls est vif et fréquent. L'amaigrissement augmente chaque jour. Dans beaucoup de cas, on voit apparaître les symptômes caractéristiques de la formation d'un abcès migrateur. Le plus frappant consiste d'abord dans la flexion de la cuisse sur l'abdomen. Cela s'explique par le contact du pus qui irrite et rétracte le muscle psoas iliaque. En se livrant à une investigation plus approfondie, on peut sentir la fluctuation dans la fosse iliaque interne, selon que le pus est plus ou moins abondant. A un degré plus avancé, si l'abcès ne tend pas à se résorber, il devient fémoral, il est volumineux et très-apparent, enfin il s'ouvre le plus souvent à la face interne de la cuisse, quelquefois à la face externe, rarement dans la région lombaire. Je ne parle pas du cas exceptionnel où la maladie ayant un siége plus élevé dans la colonne vertébrale, produit des abcès qui vont s'ouvrir dans l'œsophage, dans les bronches ou dans la plèvre. C'est à la période d'ouverture de l'abcès que correspondent les symptômes les plus graves. Des malades qui, auparavant, jouissaient d'une bonne santé relative, tombent dans l'état le plus alarmant et font le désespoir des médecins, désormais incapables d'empêcher une terminaison fatale.

Malgré l'extrême gravité de ces symptômes, le traitement orthopédique, que je décrirai plus tard, parvient à enrayer la marche des accidents. Non-seulement, il modifie l'état général et favorise la cicatrisation de l'abcès quand il existe, mais encore il diminue la difformité d'une manière très-sensible. Je n'en dois pas moins insister sur la nécessité de porter dès le début, un diagnostic basé sur les symptômes caractéristiques énumérés au commencement de ce chapitre. Or, je ne crains pas d'affirmer qu'il est possible de reconnaître le mal de Pott, quinze jours après l'apdarition des prodromes.

CHAPITRE II.

La lésion essentielle que l'on remarque dans le mal de Pott consiste dans l'inflammation ou la carie du corps d'une ou de plusieurs vertèbres, ou, dans une condition analogue, d'un ou plusieurs cartilages intervertébraux. Les deux altérations peuvent être observées en même temps. La dégénérescence du corps de la vertèbre progresse de la surface vers le centre. Dans la grande majorité des cas, l'inflammation débute par les cartilages intervertébraux, ainsi que le montrent Brodie, Larrey, Boyer, Delpech et Richet. Quelques écrivains contestent la nature inflammatoire de la lésion du disque intervertébral ; mais on doit réfléchir qu'il ne s'agit pas ici d'un simple cartilage, mais bien d'un fibro-cartilage, dans lequel l'élément fibreux prédomine considérablement, et qui est par conséquent pourvu de vaisseaux sanguins. Quelques auteurs, parmi lesquels il faut citer les D" Rokitansky, Brodie, prétendent que le dépôt trouvé quelquefois dans la vertèbre cariée est de nature tuberculeuse. Il est bien difficile d'affirmer, d'une manière positive, l'existence de tubercules ; car on doit se rappeler que, lorsqu'on trouve des tubercules dans d'autres organes, quelques-uns de ces produits hétéromorphes sont encore à l'état de crudité, alors même que la masse tuberculeuse se présente à un degré très-avancé de ramollissement. Or, il n'existe pas, je crois, d'observations de tubercules crus dans le corps des vertèbres.

On ne peut pas nier que cette maladie éclate chez des personnes dont la nutrition est affaiblie ou qui sont atteintes d'un vice héréditaire de constitution. Elle coïncide parfois, en effet, avec la diathèse tuberculeuse ou scrofuleuse. Mais il est parfaitement établi par l'expérience que des organisations exemptes de toute prédisposition héréditaire ou acquise sont souvent frappées. Il n'est pas rare de voir des enfants robustes contracter le mal de Pott, et présenter ensuite tous les caractères de la diathèse tuberculeuse ou scrofuleuse. En général les médecins consultés considèrent le mal vertébral comme l'effet d'un vice de constitution. Pour eux la lésion locale n'est presque rien, la diathèse est tout. On peut cependant affirmer aujourd'hui que dans beaucoup de cas cette opinion est tout à fait erronée. Souvent une chute sur le dos, connue ou ignorée est le prélude de ces accidents nombreux qui accompagnent le mal de Pott. Est-il surprenant qu'une lésion accidentelle et profonde de la colonne vertébrale qui est pour ainsi dire la clef de voûte de l'édifice humain, finisse par jeter une perturbation générale dans l'organisme ? Les troubles de l'innervation, dont l'origine est si facilement explicable en pareil cas doivent nécessairement se repercuter sur les autres fonctions principales et altérer surtout la nutrition. Il faut donc éviter lorsqu'on juge la nature de la maladie de prendre la cause pour l'effet. On peut en dire autant de la coxalgie qui dérive fréquemment d'une cause traumatique.

Tous les auteurs s'accordent à dire que le corps de la vertèbre et le cartilage intervertébral sont le siége le plus habituel de l'altération, et que les pédicules et les apophyses sont rarement affectés. Un moment de réflexion suffit pour nous montrer que, dans le cas où il se produit une saillie postérieure, la partie antérieure du corps vertébral doit être détruite à un degré plus ou moins avancé ; car il est impossible qu'une telle gibbosité se manifeste lorsque les surfaces antérieures de contact ne sont pas altérées. Or, comme la courbure angulaire du rachis se présente la plupart du temps dans la période de la maladie, il faut conclure que la portion antérieure des corps des vertèbres ou des cartilages intervertébraux est le point le plus souvent envahi.

La structure des corps vertébraux explique pourquoi ils sont plus souvent affectés que les apophyses. En effet, ils sont composés de tissu spongieux, réticulaire, largement pourvu de vaisseaux sanguins, et, par là même, plus susceptibles de s'hyperémier, de s'enflammer et de s'ulcérer que le tissu compacte qui forme en grande partie les pédicules et les apophyses. Les pédicules établissent ainsi un obstacle presque insurmontable à la marche de l'atération vers les apophyses.

L'anatomie pathologique, dit le Dr Lee (1), nous montre un cartilage intervertébral hyperémié ou ramolli, cédant à la pression d'en haut; le corps d'une vertèbre enflammé ou ulcéré, se déplaçant sous le poids de la tête, du tronc et des extrémités supérieures et produisant ainsi une saillie postérieure du rachis.

Pour redresser cette déviation, la mécanique enseigne la véritable méthode qui consiste à diminuer la pression sur le point affecté; et enfin, la physiologie, habilement interprétée, désigne les apophyses articulaires, heureusement préservées de toute altération, comme le moyen le plus efficace du traitement. Plus heureux qu'Archimède, nous avons trouvé notre point d'appui. Voici, comme l'indique la figure 1, la démonstration faite par le Dr Lee (2), pour expliquer l'action de l'appareil orthopédique sur les mouvements du rachis.

« Supposons que les lignes horizontales AB et

---

(1) Contributions to the pathology, diagnosis and treatment of angular curvature, of spine. Philadelphia, 1867.
(2) Loc. cit.

EF représentent la puissance exercée par un instrument aux extrémités de la colonne vertébrale.

« Admettons que la puissance et la résistance
sont égales. La résistance à cette force sera re-
présentée par AC et EG, et la résultante de ces

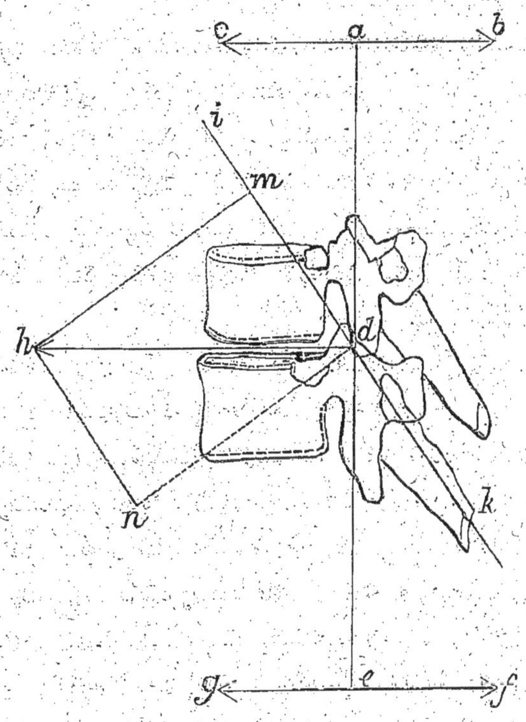

forces par DH, agissant au centre de l'articulation
des deux apophyses.

« Mais sa direction, relativement au plan de cette
articulation, étant oblique, elle peut se décomposer
en deux forces HM et HN.

« Cette dernière seulement tendra à produire le
déplacement. L'effort supporté par les ligaments

est ainsi diminué, et en même temps les surfaces
de contact sont presque doublées. »

Ainsi, nous avons prouvé qu'il existe un point
d'appui suffisant pour les leviers vertébraux; il est
évident que les leviers mécaniques, destinés à agir
sur les premiers, doivent exercer leur action dans
la même position relative.

En d'autres termes, la pression doit s'exercer
contre la courbure elle-même. Mais ici nous ren-
controns une difficulté pratique; car les téguments
recouvrant immédiatement les apophyses épineuses
déplacées sont trop délicats pour supporter une
pression susceptible de produire le résultat que
nous cherchons.

Est-il possible d'éviter la pression sur les apophyses épineuses et de remplir en même temps
toutes les indications? L'anatomie nous autorise à
répondre affirmativement. Si nous considérons, en
effet, la vertèbre dans son ensemble, nous voyons
que les apophyses transverses s'étendent latérale-
ment au delà de l'axe du corps vertébral; elles
sont en outre protégées par une couche épaisse de
muscles qui remplit entièrement l'intervalle com-
pris entre elles et l'apophyse épineuse, et elles présentent de chaque côté une admirable surface de
résistance. C'est donc sur les apophyses transverses que nous irons chercher notre point d'appui.
En résumé, le mal de Pott affaiblit la colonne vertébrale en un seul point; il rend le reste du rachis
relativement plus fort, en sorte que la flexion, au

lieu de s'opérer régulièrement dans toute la longueur des vertèbres, vient se produire presque entièrement en un seul endroit, qui est précisément le siége de l'affection. Les parties du rachis situées au-dessus et au-dessous du point affecté agissent comme deux leviers ayant un point d'appui commun sur la vertèbre malade, à laquelle sont transmises toutes les pressions et toutes les secousses.

Ces deux leviers sont fermement unis par de puissants ligaments et par les muscles spinaux. L'appareil orthopédique que nous allons décrire dans le chapitre suivant aura donc pour but de diminuer la pression sur le corps des vertèbres malades, tout en préservant le siége de l'affection des mouvements et des secousses qui sont le principal obstacle à la réparation.

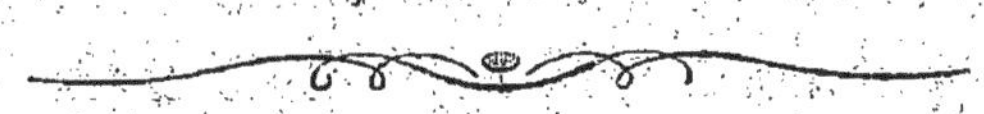

CHAPITRE III

TRAITEMENT ORTHOPÉDIQUE.

Il est évident que le mal de Pott rend la portion malade du rachis moins capable de supporter le mouvement, les secousses et la pression, et que la disposition anatomique de la colonne vertébrale occasionne précisément un surcroît de pression sur le point affecté. Les systèmes de traitement employés jusqu'à ce jour étaient bien loin de remplir les indications. Sans parler du décubitus dorsal longtemps prolongé, qui ne permet pas d'utiliser les grandes ressources de l'hygiène et qui amène le plus souvent des résultats fâcheux dans les cas de scrofules, il faut avouer que toutes les méthodes se sont montrées si insuffisantes, que la plupart des chirurgiens aiment mieux abandonner leurs malades à la seule influence de la nature. Le meilleur résultat qu'ils peuvent ainsi espérer, c'est de sauver la vie sans empêcher la difformité. Il existe plusieurs sortes d'appareils, destinés au traitement orthopédique du mal de Pott. Mais, comme ils reposent presque tous sur des principes erronés, il ne faut pas s'étonner des échecs qu'ils ont fait éprouver aux chirurgiens qui les ont employés. La disposition de ces instruments est basée sur une seule idée. Ils ont tous pour objet d'exercer la contre-extension des hanches aux épaules. D'un côté, il est impossible de maintenir ces instruments d'une manière assez fixe pour exercer une influence prolongée. D'un autre côté, si on parvient à serrer le bandage de manière à l'appliquer fortement contre les points d'appui de la hanche et de l'épaule, il produit une gêne et même des douleurs intolérables. En outre, le principe qui consiste à exercer la contre-extension dans la direction longitudinale du rachis, même quand on pourrait trouver des points d'appui assez fermes, est contraire à toutes les données de la mécanique.

Le degré de force nécessaire pour redresser une tige incurvée est beaucoup plus considérable, lorsque la traction s'exerce à chaque extrémité, que lorsqu'elle agit dans la direction transversale. Ainsi un serrurier qui se propose de redresser un barreau de fer recourbé, ne portera pas ses efforts sur les extrémités. Il appuira tout simplement les deux bouts du barreau sur son enclume, et frappera sur la partie moyenne.

Pour ramener la colonne vertébrale incurvée à sa position normale, il est donc nécessaire de se conformer aux mêmes lois mécaniques que pour redresser un morceau de bois ou de métal.

L'appareil du Dr Taylor que je vais décrire avec quelques détails, et qui est représenté dans la figure 2, est le plus conforme aux principes de la mécanique.

Cet instrument se compose d'une large bande qui entoure la partie inférieure du tronc en avant; cette bande est située si inférieurement qu'elle touche presque les cuisses lorsque le malade est assis. Elle passe au-dessus du pubis et tout à fait au-dessous de l'abdomen, en sorte que cette région est soutenue de bas en haut, au lieu d'être, comme dans beaucoup d'autres systèmes, refoulée de haut en bas. Deux tiges métalliques jouent le rôle de leviers, sur chaque côté de la colonne vertébrale, qui est ainsi préservée des déviations latérales. A la partie

supérieure, une autre tige métallique unit tranver-
salement les deux premières et représente deux T.
Cette disposition permet aux courroies qui s'atta-
chent aux deux extrémités de la tige transversale
de s'appliquer directement en avant ; on évite ainsi
une grande perte de force, et la pression s'exerce
dans le point où elle est nécessaire, c'est-à-dire à la

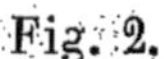

Fig. 2.

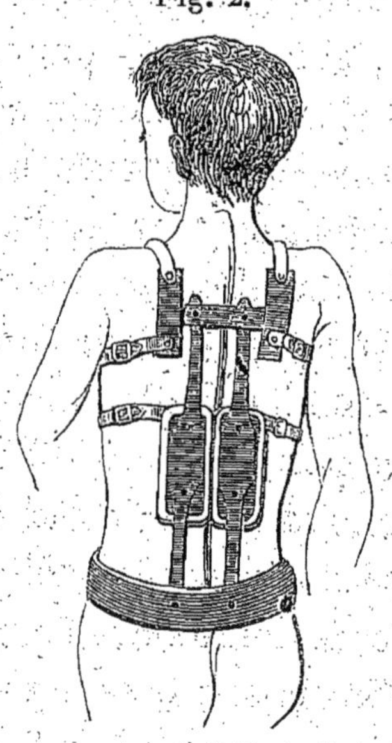

partie antérieure des épaules. On se dispense ainsi
d'appliquer sur les bras des bandages pénibles et
dangereux, qui seraient nécessaires si les courroies
partaient d'un seul point, pour se rendre à la région antérieure.

Dans la partie de l'instrument qui correspond au
siége de la maladie, existent deux coussinets, dont
l'importance est considérable. Ils ont une forme rec-
tangulaire et sont garnis avec de la sciure de liége

qui ne présente pas les inconvénients de la laine ou du coton. Ces coussinets sont amovibles ; on peut les enlever et les renouveler lorsqu'ils deviennent trop compactes. Les courroies des épaules et de la ceinture qui environne les hanches sont également munies de coussinets destinés à garantir la peau contre la pression et les frottements.

On remarquera que l'appareil, semblable en cela à la colonne vertébrale, agit comme deux leviers, qui ont un point d'appui commun sur la gibbosité. Cette force s'exerce directement d'avant en arrière sur les hanches et les épaules, et d'arrière en avant dans la partie de la région dorsale où siége l'altération. Ainsi la portion postérieure des vertèbres malades, la seule exempte d'inflammation, est destinée à supporter une partie du poids du corps et à préserver de toute pression les cartilages intervertébraux ainsi que les corps des vertèbres altérées. Les mouvements de flexion en avant, dont l'effet, sans le secours de l'instrument, se ferait sentir sur les vertèbres malades, comme lorsqu'un doigt est saisi dans la charnière d'une porte, viennent maintenant se porter sur l'appareil qui exerce une constante protection sur la colonne vertébrale et joue en réalité le rôle d'une attèle. La pression exercée sur les hanches et les épaules produit une force tendant à redresser la colonne vertébrale. Au lieu d'élever les bras et de les éloigner du corps, cette force les dirige vers le tronc et les rapproche des parties supérieures et latérales du thorax. Les muscles pectoraux se contractant dans toute la mesure de leur puissance, ne doivent supporter qu'une faible partie de l'action de l'instrument, tout juste celle qui est nécessaire pour empêcher l'écartement des courroies attachées aux épaules. Comme nous l'avons dit précédemment, l'abdomen est soutenu de bas en haut par cette bande qui est comme un tablier attaché de chaque côté.

Il est évident que plus les deux portions du rachis, situées au-dessus et au-dessous de la gibbosité, se rapprocheront de la même ligne, moins l'instrument devra exercer de force. Il en résulte que l'appareil devient chaque jour plus facile à supporter, à mesure que la colonne vertébrale se redresse.

Il me reste à signaler une des particularités les plus importantes de ce système. L'instrument est muni de deux charnières mobiles seulement d'avant en arrière, qui favorisent les contractions les plus étendues des muscles du dos. Lorsque les muscles spinaux se contractent, l'instrument se fléchit librement en arrière. Ainsi l'action musculaire est stimulée et fortifiée, et le malade devient capable de faire de fréquents efforts pour redresser la colonne vertébrale. En effet, les muscles spinaux contribuent alternativement avec l'appareil à soutenir le poids du corps et à réduire la déviation. Les muscles ainsi secondés se développent au lieu de s'atrophier, comme cela arrive avec tous les instruments qui empêchent l'action musculaire.

En résumé, l'appareil Taylor a pour but d'obtenir tous les avantages de la position horizontale, tout en permettant au malade l'exercice et le grand air. Il cherche à protéger les vertèbres malades dans la station verticale, comme ferait le décubitus dorsal, sans le secours d'un instrument. C'est comme un lit attaché solidement à la région dorsale, l'instrument exerçant sur le rachis la même pression que la pesanteur lorsque le malade est couché. Cette force est uniquement antéro-postérieure. L'appareil est un simple levier qui prend pour point d'appui les apophyses transverses. Tandis que la pression mécanique sur les apophyses saines est augmentée, on diminue considérablement la pression physique sur le corps des vertèbres malades. Grâce à ses articulations l'instrument agit comme une colonne vertébrale supplémentaire.

Lorsqu'on a affaire à un mal de Pott cervical, on fait subir à l'appareil une addition indispensable : à la partie supérieure des deux tuteurs verticaux s'adapte une tige en acier qui porte un collier destiné à soutenir la tête dont une articulation permet les mouvements latéraux. Le collier se borne à empêcher la projection en bas de cette partie du corps, produite par la faiblesse des vertèbres.

La disposition de l'instrument permet d'apprécier et de modifier le degré de force dont on a besoin pour imprimer au traitement une progression constante et régulière. Lorsque le malade est muni de cet appareil, il peut se livrer sans le moindre inconvénient à un exercice modéré ; la locomotion exercera même une influence très-salutaire sur son état général. C'est cette possibilité de sortir au grand air, tandis que le siége de la maladie est garanti contre toute pression, qui constitue la supériorité du nouveau traitement. Je dois observer toutefois qu'il est bon de faire prendre au malade un repos d'une demi-heure dans le décubitus dorsal trois ou quatre fois par jour.

Le chirurgien doit examiner une fois par semaine l'état de la colonne vertébrale. Il peut ainsi constater, sous les yeux des parents, l'amélioration notable qui s'est opérée depuis la dernière visite, et modifier d'après ces données l'application de l'appareil. Pour ma satisfaction personnelle, et pour l'édification des parents, j'ai l'habitude d'employer un moyen très-simple qui me permet de vérifier exactement la diminution progressive de la gibbosité. Lors de la première pose de l'appareil, l'enfant étant couché sur le ventre, j'applique une mince lame de plomb sur toute l'étendue de la colonne vertébrale ; ce métal, très-malléable, vient se mouler sur le rachis et reproduire tous ses contours ; je grave ensuite cette empreinte sur une feuille de carton. Au début, le carton couvre hermétiquement la colonne vertébrale ; mais à mesure que le traitement progresse, un écart très-sensible s'établit entre la première empreinte et la ligne du rachis, dont le redressement est ainsi démontré de la manière la plus manifeste.

Comme traitement interne on doit prescrire les toniques : l'huile de foie de morue, les bains de mer naturels ou artificiels. On a préconisé dernièrement l'emploi du phosphate de chaux. Je considère comme une chose très-essentielle d'éloigner les malades de tout travail intellectuel, car l'étude augmenterait infailliblement cette excessive irritabilité du système nerveux qui est un des principaux symptômes du mal de Pott.

Je n'insiste pas davantage sur cette question purement médicale, qui est variable selon les sujets et selon les circonstances. Je me bornerai, avant de quitter ce sujet, à raconter quelques faits saillants, qui démontreront encore mieux que toutes les théories, la puissance immédiate de l'appareil américain.

1er *cas.* — Au mois d'août 1868, je fus appelé auprès d'un enfant de 6 ans, nommé C. L..., atteint du mal de Pott depuis deux années. Il présentait une gibbosité formée par la projection de trois vertèbres lombaires. De chaque côté de la gibbosité on voyait les traces de deux cautères qui n'avaient produit aucun bon résultat. L'enfant était depuis huit mois incapable de marcher ou de se tenir debout. Les muscles de la jambe étaient considérablement atrophiés. Mon premier soin fut d'appliquer l'appareil Taylor. A peine le malade était-il muni de cet instrument que, sur mon ordre, il se leva sans difficulté et, après quelques tâtonne-

ments, se mit à marcher dans la chambre à la
grande joie de sa mère et des personnes présentes.
Les jours suivants cet enfant put faire de l'exercice
au grand air et reconquérir les forces et la santé ;
mais ce qu'il y avait de remarquable c'est qu'il ne
pouvait marcher ni se tenir debout sans le secours
de l'appareil.

2° *cas* (Abcès par congestion). — Au mois d'oc-
tobre 1868, on m'amena un enfant de 4 ans nommé
A. G..., qui souffrait depuis quinze mois d'un mal
de Pott des plus graves.

Il offrait, dans la région lombaire, une gibbosité
assez considérable résultant du déplacement de
deux vertèbres. La marche était devenue impossible
par suite de la formation d'un vaste abcès ilio-fé-
moral par congestion ; les douleurs étaient très-
vives, surtout pendant la nuit, l'appétit presque
nul, le pouls vif et fréquent, tous les caractères
d'une fièvre hectique.

L'application de l'appareil Taylor produisit un
amendement rapide de tous les symptômes ; la gibbosité diminua d'une manière très-évidente ; la
marche redevint possible et même facile ; après
deux mois l'abcès avait tellement diminué de volume que je croyais pouvoir compter sur sa ré-
sorption complète ; la fièvre avait disparu, l'appétit et les forces étaient revenus sous l'influence
de l'exercice et du grand air. Ici se place un fait
important qui montre avec quelle sollicitude on

doit surveiller le traitement orthopédique dont nous parlons. Le malade qui fait l'objet de cette observation avait pendant les premiers mois reçu mes soins les plus assidus : chaque semaine je modifiais son appareil selon les progrès du traitement, et tout marchait à merveille. Or, l'assiduité des parents ne tarda pas à se relâcher, et je ne voyais plus l'enfant qu'à des intervalles assez éloignés. Au mois de juin dernier on me ramena un jour ce petit malade, et j'eus le regret de constater la même situation qu'avant la première application de l'appareil ; tous les symptômes alarmants se présentaient de nouveau, car l'abcès qui avait repris depuis quelque temps son volume primitif avait fini par s'ouvrir. Si je n'avais pas eu une entière confiance dans l'appareil Taylor j'aurais pu, en désespoir de cause, essayer des moyens chirurgicaux. Mais je me bornai à remettre l'instrument dans les meilleures conditions et à prescrire la continuation d'un traitement tonique. Le résultat ne se fit pas longtemps attendre. En effet, quelques semaines après, chose si rare, le danger s'était évanoui, la fièvre avait cessé, l'enfant s'était remis à marcher ; l'appétit, les forces et le sommeil étaient revenus ; sur trois ouvertures fistuleuses qui existaient à la face interne de la cuisse, deux étaient cicatrisées, et la troisième en voie de cicatrisation complète ; l'énorme tuméfaction de la cuisse avait totalement disparu avec la douleur excessive qui l'accompagnait. Enfin, sauf la saillie presque imperceptible d'une vertèbre, il était impossible, soit dans le dos, soit dans le thorax, de découvrir les traces de la difformité. Aujourd'hui cet enfant, que l'on peut considérer comme guéri, se livre aux mêmes exercices que les autres enfants de son âge.

Ces alternatives d'amélioration et d'aggravation dans la maladie, selon que l'appareil était bien ou mal surveillé, démontrent évidemment l'efficacité de ce système. La guérison est facile à expliquer ; en effet, le principal obstacle à la cicatrisation du corps vertébral et à la formation du cal consiste, comme pour les fractures, dans les pressions et les chocs répétés que subissent les vertèbres malades lorsqu'elles ne sont pas garanties par un appareil contenteur. Ici l'instrument en question joue le rôle d'une attelle protectrice et en même temps active, grâce au concours des muscles spinaux. Il protége pour favoriser la cicatrisation, et il agit pour faire disparaître la difformité. Je me suis étendu à dessein dans de longs détails sur cette observation, car la science compte à peine quelques cas de guérison, lorsque le mal de Pott se présente avec un cortége de symptômes aussi graves.

3ᵉ *cas*. — Le 24 septembre 1868, je fus appelé à donner mes soins à un nommé E. Ch....., âgé de 7 ans. Il était atteint du mal de Pott depuis trois années et présentait une énorme gibbosité correspondant aux dernières vertèbres dorsales. Au niveau de la difformité, on remarquait une déviation latérale très-prononcée qui rendait l'attitude de cet enfant encore plus disgracieuse. La marche n'était guère possible qu'avec le secours des béquilles. Par suite d'une immobilité prolongée, tout le système musculaire était sensiblement atrophié ; le thorax avait cette forme caractéristique du mal de Pott. L'absence de douleurs indiquait que les vertèbres malades étaient en voie de cicatrisation. Mais il n'en existait pas moins encore un trouble profond dans toute l'économie : l'appétit était presque nul, les digestions difficiles, le sommeil agité, la respiration pénible. Ici je n'avais plus que deux conditions à remplir : 1° rétablir les fonctions générales dans leur état normal ; 2° corriger la cicatrisation vicieuse déjà en grande partie opérée par la nature. L'appareil Taylor me parut encore être le seul moyen d'obtenir ces deux résultats, et je m'empressai de l'appliquer. L'enfant quitta aussitôt ses béquilles, il put se livrer à un exercice modéré et prendre chaque jour le grand air. Avec l'appétit, les forces et le sommeil ne tardèrent pas à revenir. La gibbosité et la déviation latérale ont diminué graduellement d'une manière très-évidente ; quant au thorax, il a repris ses proportions normales. L'enfant portera encore un certain temps l'appareil ; et je suis convaincu que d'ici à quelques années toute difformité aura disparu.

J'ai choisi parmi beaucoup d'autres ces observations qui me paraissent les plus propres à établir la supériorité de ce nouveau système sur tous les autres préconisés pour guérir le mal de Pott. Jusqu'ici le meilleur résultat qu'on pouvait espérer consistait dans la formation d'une ankylose vicieuse avec persistance de la difformité qui rendait la vie plus courte et plus désagréable. Maintenant nous réussissons parfaitement à combattre cette maladie terrible, non-seulement dans son origine, mais encore dans ses conséquences. Les nombreuses observations publiées antérieurement par le Dr Taylor et par moi, le rapport favorable présenté à l'Académie de médecine par M. Bouvier suffiraient d'ailleurs pour effacer le doute qui pourrait encore exister dans l'esprit de quelques médecins.

SCOLIOSE.

PATHOLOGIE ET TRAITEMENT.

CHAPITRE PREMIER.

La déviation latérale du rachis est la difformité
qui se rencontre le plus fréquemment dans les

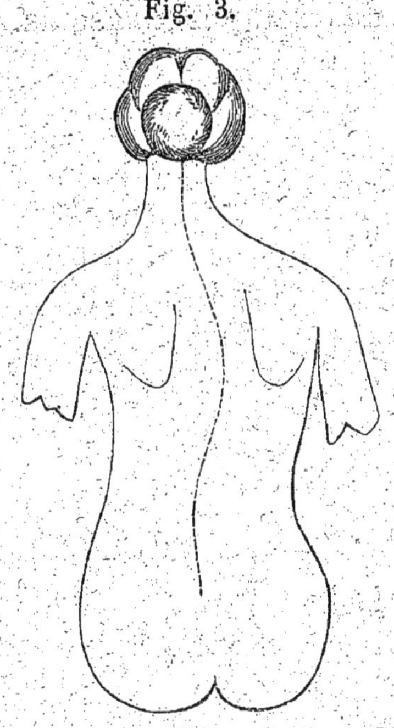

Fig. 3.

hautes classes de la société. Ce n'est pas une maladie organique ou mortelle, mais elle produit une

déformation très-disgracieuse et souvent préjudiciable aux fonctions générales de l'organisme. Je n'ai pas l'intention de reproduire ici les travaux des médecins qui ont traité ce sujet, mais bien de faire connaître les principes qui dirigent la pratique du Dr Taylor et de ses élèves. Ceux qui ont écrit sur la scoliose ont émis des théories différentes concernant les causes de cette maladie. Quelques-unes de ces idées sont plausibles, mais la plupart paraissent extrêmement hasardées. Sans m'arrêter à énumérer ou à discuter ces hypothèses, je tâcherai d'exposer de nouvelles opinions sur la pathologie et le traitement de la maladie qui nous occupe. Ces idées sont d'autant plus recommandables qu'elles ont reçu la sanction de l'expérience.

D'abord une déviation latérale peut résulter d'une multitude de causes ; on distingue au moins six ou huit classes différentes de courbures latérales du rachis. Quoique quelques-unes de ces difformités soient relativement rares, elles sont toutes susceptibles de se produire, et on ne peut pas se flatter de connaître cette maladie si on n'est pas familiarisé avec toutes ses formes possibles. La déviation latérale n'est pas constituée par une incurvation irrégulière de la colonne vertébrale. Elle présente des types aussi variables que les causes qui la produisent, et elle résulte dans beaucoup de cas de causes étrangères à la colonne vertébrale elle-même. En réalité, il n'y a pas 1 cas sur 100 où la déviation latérale soit produite par une maladie du rachis ; au contraire, la colonne vertébrale est influencée et déformée par des causes éloignées. Il en résulte que nous n'avons pas besoin de chercher dans le rachis les caractères pathologiques ou les symptômes de la maladie. En effet, la colonne vertébrale est déviée, mais non malade ; et on commettrait une fâcheuse confusion en lui attribuant les symptômes qui peuvent se présenter concurremment à la scoliose. Lorsqu'il se produit un trouble physiologique en même temps que la déviation des vertèbres, il dépend d'autres circonstances, ces symptômes n'ont qu'une relation accidentelle avec la courbure anormale du rachis.

Je dois d'abord appeler l'attention sur cette forme de déviation latérale causée par une différence de longueur des membres inférieurs. Quand une jambe est plus longue que l'autre, un côté du bassin est plus élevé que le côté opposé, et la colonne vertébrale est détournée de son axe vertical pour prendre une direction latérale. Alors la difformité principale existe dans la région lombaire, et le thorax n'est que légèrement affecté. Il n'est pas rare de rencontrer cette déviation. Des praticiens habitués à examiner soigneusement les malades observent fréquemment, entre autres anomalies, une différence de longueur des bras et des jambes provenant d'une inégalité de développement. Il s'ensuit que le traitement dirigé sur la colonne vertébrale seule peut n'exercer qu'une influence presque insignifiante.

Il existe une autre difformité qui affecte principalement les épaules et très-légèrement la colonne vertébrale ; elle a une source tout à fait différente. Cette déformation n'est pas produite par une déviation latérale, comme on pourrait le supposer et comme cela arrive dans d'autres cas ; mais il faut l'attribuer à l'inégale tonicité des muscles trapèzes, laquelle permet à une omoplate de descendre plus bas que l'autre. On remarque en même temps une atrophie du ventre du muscle, et si l'on compare avec l'autre côté, on observe une incurvation apparente dans la région dorso-cervicale. L'angle inférieur de l'omoplate déplacée est au-dessous du niveau de l'autre omoplate. Naturellement un spasme tonique du muscle trapèze d'un côté aura pour effet de détruire la symétrie des omoplates. La tonicité inégale des deux muscles congénères est assez fréquente, et dans certains cas, comme nous le voyons, la difformité doit survenir. Ici encore un traitement appliqué uniquement à la colonne vertébrale ne saurait avoir aucune influence sur la déviation.

Il est évident que la même altération peut se localiser dans d'autres points du corps.

Un autre genre de déviation, qui mérite également d'être mentionné, tire son origine de la cage thoracique. On a beaucoup discuté pour démontrer la cause des différences entre la scoliose à courbure simple et les déviations à courbure double ou triple. Il n'y a pas la moindre comparaison à établir entre elles. Nous verrons plus tard que la scoliose essentielle ou *légitime*, selon la dénomination du Dr Taylor, présente toujours plusieurs courbures. Les autres variétés qu'on peut considérer comme des déformations régulières du rachis proviennent de ce que la colonne vertébrale est portée dans une direction ou dans une autre par une action spéciale. La déviation à courbure unique a toujours une cause particulière, tandis que la scoliose à courbure multiple dépend d'une condition générale de l'économie.

La cause la plus fréquente de la déviation à courbure simple siége dans le thorax. Le mouvement inégal des poumons amène une différence de contractilité musculaire et de développement dans les deux côtés de la poitrine. Si cet accident apparaît de bonne heure et persiste longtemps, la partie supérieure du tronc perd sa symétrie, et la déviation du rachis arrive à la suite. Ainsi la plupart des scolioses de ce genre sont produites par l'occlusion partielle, longtemps prolongée, d'un poumon, comme, par exemple, après une pleurésie. On les distingue de la scoliose *essentielle* en ce que la forme du thorax diffère dans les deux cas. En effet, dans la scoliose essentielle, le diamètre transversal de la poitrine se rapproche de la diagonale, tandis que, dans la déviation dont je parle, le diamètre du thorax ne change pas ; on remarque seulement qu'un côté de la poitrine reste peu développé et comme comprimé en avant et en arrière.

Je dois citer une autre espèce de scoliose qui prend sa source dans la structure même de l'os. La nutrition défectueuse du tissu osseux, comme dans le rachitisme, produit une difformité très-caractéristique, qui, en général, se développe de bonne heure. Je ne me propose pas de décrire ici toutes les variétés de la scoliose; mon but est d'attirer l'attention sur ces formes de déviations vertébrales qui dépendent de causes spéciales. Quoique prises ensemble, elles ne constituent pas le tiers de toutes les scolioses; on ne doit pas oublier qu'elles existent et qu'il est indispensable de connaître tous leurs caractères pour porter un diagnostic sérieux dans n'importe quel cas.

Examinons maintenant la scoliose essentielle, que le D' Taylor appelle *légitime*. Elle s'observe au moins dans les deux tiers des cas. La cause de cette déviation réside dans les muscles qui n'ont pas assez de puissance pour soutenir le tronc à une époque où le tissu osseux du thorax et du rachis manque de solidité. La faiblesse des muscles à elle seule ne produira pas cette déviation; il faut encore des conditions particulières, car, après l'âge de 16 ans, cet accident n'est guère à redouter. Les autres formes de scoliose, ci-dessus mentionnées, se montrent dans le jeune âge; la scoliose essentielle se manifeste plus tard. Quelquefois elle apparaît avant 11 ans; mais beaucoup plus souvent, entre 12 ou 13 ans, on observe une légère courbure du rachis ressemblant à une S. Dans la première période,

elle est apparente aussi souvent d'un côté que de
l'autre. Lorsqu'on amène la jeune fille au médecin,
il s'élève fréquemment entre la mère et la fille une
discussion pour savoir quelle est l'épaule la plus
haute, ou de quel côté la colonne vertébrale est déviée. Le médecin peut également se trouver embar-
rassé, et il le sera sans doute s'il n'a pas suffisam-
ment étudié toutes les particularités de la maladie.
En effet, dans une visite, la déviation et la proémi-
nence de l'épaule se manifesteront du côté opposé
à celui qui, dans la visite précédente, paraissait
être le siége de la difformité; une autre fois, le praticien sera surpris de ne pas découvrir la moindre
déviation. Ces phénomènes correspondent à la première période; alors, en effet, il n'y a rien d'éton-
nant à ce que la déviation oscille d'un côté à l'autre,
ou disparaisse même momentanément. La courbure se présente seulement quand les muscles sont
faibles, et elle est dirigée du côté où existent les
muscles les plus fatigués ou les plus affaiblis. Si,
par intervalle, ces muscles possèdent une tonicité
suffisante, en ce moment on ne remarquera aucune
courbure; ou si, pour des causes diverses, la puissance musculaire varie dans les deux côtés du
corps, alors la déviation doit aussi varier.

Au bout d'un certain temps, la courbure ne pa-
raît plus que d'un côté. Maintenant on a affaire à
une véritable scoliose; auparavant, il n'y avait que
tendance à la déviation latérale. Ces phénomènes se
montrent au moment où le tissu osseux est mou et

compressible ; cette période ne dure pas plus de trois ans. Ensuite, à 15 ou 16 ans, quelquefois une année plus tôt, le tissu osseux devient plus compacte; les os ne sont plus facilement comprimés, et la déviation cesse d'augmenter. La maladie atteint alors sa dernière période correspondant à la formation complète de la courbure.

Quant à la production d'une scoliose essentielle après 20 ou 30 ans, elle est radicalement impossible. Le médecin est souvent consulté par des personnes âgées, qui se croient atteintes d'une déviation vertébrale ; mais voici d'où provient une semblable erreur : la malade ayant maigri et s'étant affaiblie, on a observé une légère déviation ; quelquefois, cette personne raconte qu'elle avait eu une courbure latérale à l'âge de 14 ans, qu'elle fut guérie, et que la maladie s'est sans doute reproduite. Effectivement, la déviation se forma à l'âge où peut paraître une scoliose essentielle : mais cette légère difformité avait été dissimulée par l'accumulation du tissu adipeux et le développement des contours féminins, pour reparaître lorsque l'âge avancé avait diminué la rotondité des formes.

C'est à l'âge de la puberté que se manifeste la scoliose essentielle. Cette difformité affecte de préférence les personnes appartenant à la classe riche. On peut rencontrer les autres formes de scoliose dans toutes les classes; mais cette dernière est presque exclusivement l'apanage des riches.

Il faut un concours spécial de circonstances pour

la production de cette difformité, et nous trouvons
en effet toutes les conditions nécessaires dans
l'extrême raffinement de l'existence chez les gens
riches. Voici quelles sont ces conditions : C'est la
période où la croissance est le plus rapide; il règne
dans les tissus une grande activité de développement. Il arrive souvent que l'augmentation rapide
des organes s'accomplit aux dépens de leur force; la
résistance d'une jeune fille qui grandit vite est
moindre que celle d'une enfant dont la croissance
est plus lente. En un mot, la croissance est par elle-
même une cause d'épuisement, à plus forte raison
quand elle est très-rapide. C'est ce que nous voyons
chez les jeunes animaux. Mais chez la jeune fille
il survient encore à cette époque une autre com-
plication. En effet, c'est alors que la menstruation
s'établit. Ces influences réunies accablent tellement
l'organisme que, même loin de l'agitation des villes,
à la campagne on peut apercevoir chez les jeunes
filles une grande paresse d'esprit.

La nature dans sa prévoyance semble avoir sub-
ordonné l'activité intellectuelle au développement
des organes; et si nous n'allions pas par des habitudes sociales la contrarier dans ses efforts, nous
n'aurions pas à traiter ce genre de déviation latérale. Mais malheureusement c'est au moment où
toute l'activité organique est dans son plus complet exercice pour l'accroissement de la taille, des
formes et des organes génitaux, où les centres nerveux se trouvent momentanément sous la dépen-

dance de ce travail, que les habitudes sociales viennent s'interposer pour détourner le cerveau de ce repos passager que la nature ménageait au profit du développement des tissus. La nutrition qui était destinée aux organes se porte sur le cerveau, tandis que les muscles et les os dépérissent; c'est pourquoi les habitants des villes n'atteignent pas en général le même degré d'accroissement physique que ceux de la campagne, que leurs os et leurs muscles ne sont pas aussi développés en force et en résistance. Ainsi, lorsque les muscles sont privés de sang et de stimulant nerveux par l'activité prépondérante du cerveau, lorsque pour le même motif la colonne vertébrale et tout le tissu osseux sont mous et compressibles, la déviation latérale survient dans un certain nombre de cas comme une conséquence presque inévitable.

J'ai déjà montré qu'au début ces déviations apparaissent alternativement d'un côté ou de l'autre ou disparaissent passagèrement selon le retour partiel, local ou complet, de la tonicité musculaire. Or, la tonicité musculaire varie avec l'activité des centres nerveux et leur est entièrement subordonnée. Donc on peut dire que la plupart des déviations latérales du rachis ont leur source dans le cerveau. Ce qui le démontre c'est que lorsqu'on peut modérer l'action du système nerveux par un repos intellectuel longtemps prolongé, on réussit le plus souvent, avec le concours, bien entendu, d'un bon appareil orthopédique, à guérir radicalement cette forme de scoliose.

CHAPITRE II

TRAITEMENT.

En décrivant le traitement de la déviation a-térale, je laisserai de côté les nombreuses varié-tés dont j'ai parlé dans l'autre chapitre ; je me bornerai au type le plus commun que j'ai déjà désigné sous le nom de scoliose essentielle. Nous devons nous rappeler que cette difformité se montre seulement à l'époque de la puberté, que cette période dure environ trois ans et ne dépasse jamais la seizième année, après laquelle la formation de la scoliose devient impossible. J'ai démontré aussi que la cause immédiate de cette maladie consiste dans un relâchement et une faiblesse des muscles par suite d'épuisement nerveux à une époque ou tous les tissus sont mous et en voie de développement ; que cet épuisement nerveux provient d'une croissance trop rapide au moment de la première apparition des règles. Puisque nous connaissons la cause réelle de la déviation latérale, notre conduite est toute tracée. Dans la première période, ou période de formation, le traitement ne doit pas seulement avoir en vue d'agir sur le rachis, mais encore de fortifier le système nerveux en arrêtant le travail anormal qui était imposé au cerveau. Ainsi, il faut absolument interdire l'étude, et mettre l'esprit des malades à l'abri de toutes les excitations. Le meilleur remède contre l'épuisement est le repos. On doit modérer simultanément l'exercice des muscles et celui du système nerveux; car il ne faut pas croire que le travail excessif des muscles soit susceptible de guérir la fatigue du cerveau. Avant tout donc, le médecin recommandera aux malades le repos de l'esprit et du corps.

Ces précautions hygiéniques sont nécessaires pour assurer le bon effet de l'appareil orthopédique dont je vais parler tout à l'heure, et dont je voudrais généraliser l'application dans notre pays. Au début, l'instrument en question, en maintenant solidement le rachis jusqu'à ce que les muscles aient recouvré leur tonicité, et jusqu'à la solidification du tissu osssux, fait ainsi disparaître toute trace de difformité. Il arrive un moment où les muscles ayant repris leur tonicité normale, la difformité persiste, et les os se fixent dans leur position vicieuse. Les conditions ne sont plus aussi favorables pour la guérison radicale au moyen de l'appareil américain.

Mais on obtient encore des résultats remarquables qu'on ne saurait espérer avec tous les autres systèmes orthopédiques, car son action est assez puissante pour diriger la croissance et rendre la difformité peu appréciable.

La description de cet instrument démontrera sa supériorité qui d'ailleurs a été déjà constatée par l'expérience en Amérique et depuis peu en France

Pour la déviation latérale, comme pour le mal de Pott, il s'agit d'un appareil nouveau. Il se compose (voir fig. 4) :

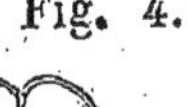

Fig. 4.

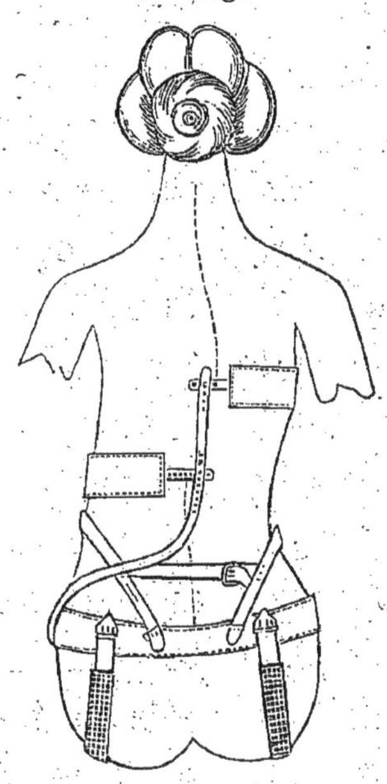

1° D'une ceinture métallique qui environne complétement le bassin.

2° D'une tige en acier, qui, s'articulant sur un des côtés de cette ceinture, s'élève obliquement vers le milieu du dos jusqu'à la hauteur des omoplates. Ce tuteur est muni, vers son tiers supérieur, d'une charnière, mobile seulement d'avant en arrière, et favorisant les contractions des muscles spinaux.

3° Deux plaques recourbées et garnies de coussins partent de la tige médiane pour se mouler exactement de chaque côté sur la partie postéro-latérale du thorax, au niveau de l'angle inférieur des omoplates.

Pour qu'un appareil orthopédique destiné au traitement de la scoliose soit réellement efficace, il doit avoir un point d'appui solide et inamovible. Celui-ci, grâce à un système ingénieux et simple, remplit parfaitement ces indications : au-dessus de la ceinture métallique s'attache en avant et en arrière une autre ceinture de cuir rembourré qui empêche l'appareil de glisser de haut en bas, comme cela arrive avec les corsets ordinaires. Les mouvements de bas en haut sont arrêtés par deux sous-cuisses qui viennent, à l'instar des bandes supérieures, s'attacher à la ceinture métallique. Cet instrument n'est pas, comme les autres, une cuirasse lourde et fatigante qui emprisonne le thorax dans une position souvent intolérable ; au contraire, la poitrine est tout à fait libre. Les deux plaques latérales dont j'ai parlé plus haut agissent absolument comme deux mains appliquées constamment sur les côtés du thorax pour maintenir la colonne vertébrale dans la direction rectiligne.

L'appareil américain remplit donc trois conditions esesntielles : efficacité, légèreté et inamovibilité.

A. PARENT, imprimeur de la Faculté de Médecine, rue Mr-le-Prince, 31.